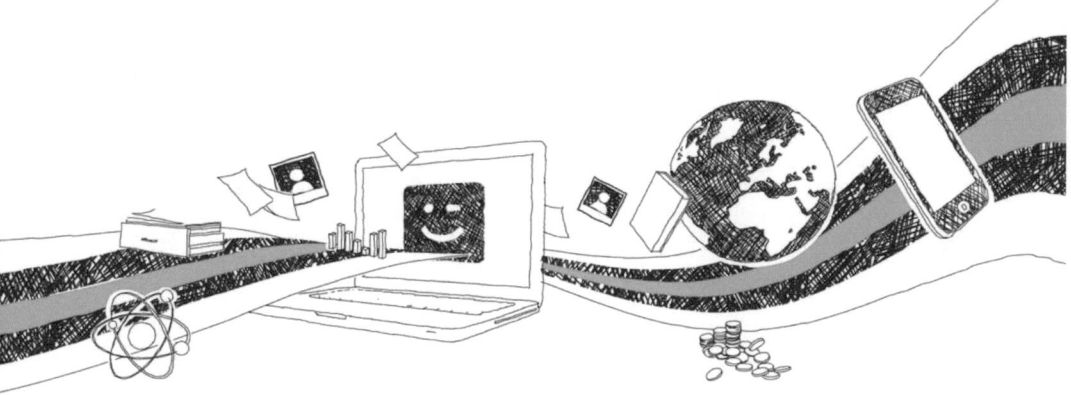
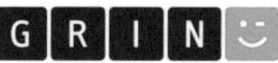

Bibliografische Information der Deutschen Nationalbibliothek:

Die Deutsche Bibliothek verzeichnet diese Publikation in der Deutschen National-
bibliografie; detaillierte bibliografische Daten sind im Internet über http://dnb.d-
nb.de/ abrufbar.

Impressum:

Copyright © 2016 GRIN Verlag, Open Publishing GmbH
Druck und Bindung: Books on Demand GmbH, Norderstedt Germany
ISBN: 9783668216198

Dieses Buch bei GRIN:

http://www.grin.com/de/e-book/322280/das-zoonosepotential-bei-der-durchfueh-
rung-tiergestuetzter-therapie-mit

Nicolai Sternberg

Das Zoonosepotential bei der Durchführung tiergestützter Therapie mit Hunden

Erstellung einer Risikoanalyse und Ausarbeitung von Maßnahmen zur Vorbeugung und Risikominimierung

GRIN Verlag

GRIN - Your knowledge has value

Der GRIN Verlag publiziert seit 1998 wissenschaftliche Arbeiten von Studenten, Hochschullehrern und anderen Akademikern als eBook und gedrucktes Buch. Die Verlagswebsite www.grin.com ist die ideale Plattform zur Veröffentlichung von Hausarbeiten, Abschlussarbeiten, wissenschaftlichen Aufsätzen, Dissertationen und Fachbüchern.

Besuchen Sie uns im Internet:

http://www.grin.com/

http://www.facebook.com/grincom

http://www.twitter.com/grin_com

Public health-Zoonosepotential bei der Durchführung tiergestützter Therapie mit Hunden

– Vorgehen bei Erstellung einer Risikoanalyse und Ausarbeitung von Maßnahmen zur Vorbeugung und Risikominimierung

Tiergestützte Therapien stellen eine therapeutische Alternative oder Ergänzung in verschiedenen Bereichen bei der Behandlung von Leid von Patienten dar. Ein Beispiel ist die tiergestützte Therapie bei demenzkranken Menschen. Hierbei werden vor allem Hunde (aber auch Katzen, Reptilien oder Ziergeflügel sind möglich) für eine Therapie mit den Patienten eingesetzt und finden auch Zugang in die Einrichtungen z.B. von Altersheimen. Im Rahmen dieser Arbeit soll auf möglichen Probleme im Bereich Hygiene und somit auf Zoonosen eingegangen werden.

Beim Zusammentreffen von Menschen mit Tieren oder auch Tierprodukten sei es im Beruf oder in der Freizeit ist auch immer ein Zoonoserisiko zu beachten. Wichtig ist eine fachlich fundierte Risiko- und Gefahrenanalyse durchzuführen um dann als Folge Maßnahmen zu deren Verringerung oder Vermeidung durchzuführen. Im Beispiel der tiergestützten Therapie bei demenzkranken Menschen werden ältere Patienten mit Tieren, zusammengebracht und kommen so mit diesen in räumlichen Kontakt.

Erster Schritt besteht in der Einschätzung des möglichen Risikos für den Patienten. Hier ist natürlich auch mitentscheidend in welchem gesundheitlichen Zustand sich der Patient befindet. Denn von dem individuellen Zustand hängt auch das mögliche Risiko sehr stark ab. Ein Mensch aus der YOPI- Gruppe(young, old, pregnant, immunosuppressed), also jung bzw. alt bzw. schwanger bzw. immunsuppremiert, setzt sich einem höherem Risiko aus als ein erwachsener gesunder Mensch mit starkem Immunsystem. Auf der anderen Seite gilt für das Therapietier, dass das Risiko natürlich deutlich geringer ist, wenn es gesund ist und keine Erreger für Infektionserreger ausscheidet. Dann sind natürlich, wenn vorhanden, die Art der Infektionserreger zu beurteilen. Hier sind große Unterschiede in der Virulenz, der Morbidität oder gar Mortalität der Erreger gegeben. Außerdem sind mögliche Vektoren zu berücksichtigen. Vektoren können auf passiven oder aktiven Weg Krankheitserreger transportieren und so verschleppen. Passive Vektoren stellen oft Gegenstände dar, die dann indirekt nach Kontakt oder Benutzung zur Übertragung des Erregers führen. Aktive Vektoren können Insekten, z.B. Zecken darstellen. Außerdem ist der Infektionsweg ein sehr entscheidender Faktor, da sich hieraus die Wahrscheinlichkeit einer Infektion erschließt. Aus diesen Parametern ergibt sich dann das Risiko, welches dann möglichst reduziert werden sollte. Um ein Infektionsrisiko zu minimieren sind dementsprechend verschiedene

Ansatzpunkte vorhanden, die individuell gewählt und bewertet werden sollten um größtmöglichen Effekt zu bekommen.

Nachfolgend sollen einige wichtige Zoonosen besprochen werden und vor allem die Vorbeugung und Risikominimierung behandelt werden. Zuerst soll eine kurze Definition der Zoonosen erfolgen

Definition Zoonose: Zoonosen sind von Tier-zu-Mensch und von Mensch-zu-Tier übertragbare Infektionskrankheiten.

Es wird unterschieden zwischen Anthropozoonosen (Übertragungsweg von Mensch auf Tier) und den Zooanthroponose (Tier auf Mensch). Letztere sind Objekt dieser Arbeit. Als mögliche Infektionserreger einer Zoonose kommen theoretisch Bakterien, Viren, Pilze, Prionen sowie die zu den parasitären Zoonosen gehörenden Protozoen, Helminthen und Arthropoden in Frage. Prionen wurden bisher noch nicht als Zoonoseerreger durch Hunde beim Menschen beschrieben.

Die Bedeutung für den Menschen als Zoonosepotential ist sehr unterschiedlich sowohl im Hinblick auf ein Infektionsrisiko wie auch in der Virulenz. So ist z.B. eine Infektion mit Flöhen über einen Hund als Träger keine Seltenheit, doch ist die Virulenz eines Flohs nicht als hoch einzustufen. Im folgenden soll auf die häufigsten Zoonosen von Hunden exemplarisch eingegangen werden. Eine Beurteilung aller bekannten Zoonosen, die für mögliche Therapietiere möglich sind, würde den Rahmen dieser Arbeit sprengen. Daher sind hier nur die wichtigsten Zoonosen genannt.

Der Hund stellt mit Abstand das häufigste Therapietier dar. Er wird, auf Grund seines Charakters sehr häufig in verschiedenster Art und Weise im Rahmen der tiergestützten Therapie eingesetzt. Hunde sind abhängig von den Rassen im Charakter sehr unterschiedlich und und können so in verschiedenen Disziplinen sinnvoll den Patienten helfen. Auch in der Geriatrie bei demenzkranken Menschen werden Hunde gerne eingesetzt. Hier kommt also als weiteres Gefahrenpotential das höhere Alter der Patienten dazu, welche oftmals eine Multimorbidität aufweisen.

Sehr bekannte Zoonosen wie die Tollwut sind in diesem Fall heutzutage jedoch zu vernach-lässigen. Bei der Tollwut handelt es sich um eine Viruserkrankung mit einem Lyssavirus, ein einzelsträngiger RNA-Virus. In Vergangenheit stellte dieser eine Bedrohung für den Menschen dar. Heutzutage gilt Deutschland als tollwutfreies Land. Hundeartige werden großflächig geimpft, so konnte diese Krankheit getilgt werden (Tordo, N., Bahloul, C., Jacob, Y., Jallet, C., Badrane, H.,(2005)). In anderen Ländern vor allem in der dritten Welt ist dies anders zu bewerten. Dazu kommt dass eine mögliche Übertragung nur unter besonderen Umständen zustande kommen kann. Ein Hund muss mit Tollwut infiziert sein und gerade akut an der Krankheit erkrankt sein. Nur in diesem Stadium befinden sich Tollwutviren im Speichel des Hundes. Der Speichel muss in Kontakt mit Gewebe oder Blut eines Menschen kommen um zu einer Infektion zu führen. Dies erfolgt über einen Biss des tollwütigen Hundes. Nur wenn all diese Konditionen erfüllt sind, kann eine gefährliche Infektion erfolgen. Da in Deutschland davon ausgegangen werden kann, dass keine tollwütigen Hunde vorkommen, ist das Risiko als äußerst gering im Rahmen einer tiergestützten Therapie einzuschätzen. Tollwutviren kommen auch bei Fledermäusen vor. Ein Biss einer Fledermaus ist beim Menschen jedoch nur äußerst selten vorgekommen und daher zu vernachlässigen.(King, Haagsma, & Kappeler, 2004, S. 1)

Eine andere in den letzten Jahren bekanntere Erkrankung des Hundes, die auf den Menschen übertragbar ist, die Leishmaniose, ist eine parasitäre Infektionskrankheit. Der Parasit Leishmania infantum, ist in Europa beheimatet. Der Erreger kommt bisher fast nur in Südeuropa vor, in Ländern wie Spanien, Italien, Griechenland, Portugal (Lazri u. a., 2008, S. 1). Der Parasit, ein Protozoon, der intrazellulär vor allem in weißen Blutkörperchen vorkommt, kann beim Menschen zur viszeralen und der cutanen Leishmaniose führen (Enk, Gardlo, Hochberg, Ingber, & Ruzicka, 2003, S. 1). Die befallenen Organe sind Milz, Leber und Knochenmark. Etwa 3 % der Fälle führen unbehandelt zum Tod. Das Protozon Leishmania infantum benötigt einen Vektor um sich zu verbreiten. Hier fungieren Phlebotomus (Sandfliegen) eine Unterfamilie der Schmetterlingsmücken sozusagen als Transporter des Erreger. Die Sandfliegen müssen an einem infizierten Tier Blut saugen, dass Leishmania enthält. Danach muss ebendiese Sandfliege einen Menschen stecken und so den Parasit übertragen. In Deutschland sprechen die klimatischen Gegebenheiten in der Regel gegen einen Aufentthalt von Sandfliegen. Diese sind vor allem im subtropischen Europa zu Hause. Hier fungieren sie als Vektor der Leishmanien indem sie die Erreger im Darm, nachdem sie von einem infizierten Hund während eines Stichs aufgenommen wurden, zum nächsten Hund transportieren und diesen wiederum durch einen Stich infizieren. Die Sandfliegen sind vor allem in der Dämmerung und bei mäßigem Wind aktiv. Eine mögliche Prophylaxe den Hund vor Stichen der Sandfliegen zu schützen ist die Dämmerung zu meiden und Prophylaxemittel gegen Fliegen einzusetzen. Doch wurden schon sehr vereinzelt Sandfliegen in wärmeren Regionen, meist Weinanbauregionen nachgewiesen („Tieraerzteblatt,Vektor-uebertragene Erreger, 2012.). Doch darf nicht vergessen werden, dass die Sandfliegen, um als Vektor zu fungieren, einen infizierten Hund stechen müssen. Auch dies ist in Deutschland möglich, doch die Wahrscheinlichkeit für all dies verringert sich auf ein kleines Maß. Insgesamt ist die Leishmaniose als eine Zoonose mit sehr geringem Risiko zu betrachten. Es handelt sich jedoch um eine Zoonose, die in Zukunft kritischer betrachtet werden sollte, da durch die Klimaerwärmung das Klima in Mitteleuropa nachhaltig verändert wird (Ready, PD, 2008). Somit ist es immer wahrscheinlicher solide Populationen von Sandfliegen in Deutschland vorzufinden (Ashford, RW, 2000). Da die Anzahl von infizierten Hunden durch Reiseverkehr und Transfers aus den südlichen Ländern zunimmt, kommen so mehrere Faktoren zusammen, die eine mögliche größere Bedeutung der Leishmaniose als Zoonose möglich macht. In Hinblick auf die Thematik dieser Arbeit muss man sagen, dass die Leishmaniose sicherlich nicht als ein Hinderungsgrund für die tiergestützte Therapie zu sehen ist und das Risiko sicherlich vertretbar ist.

Weitere parasitäre Erkrankungserreger, die auf den Menschen übertragbar sind, sind die Giardien. Hierbei handelt es sich um Protozoon, die im Magen-Darm-Trakt von Hunden und Katzen vorkommen und hier vor allem Durchfälle und Verdauungsprobleme verursachen. Die klinische Erkrankung beim Hund wird als Giardiose bezeichnet (Barr, SC., Bowman, DD, 1994). Giardia intestinalis (Beck & Pantchev, 2008, S. 39) kommt in mehreren Genotypen vor. Beim Hund treten Genotyp A, C und D auf. Genotyp A ist vergleichsweise weniger häufig und ist die Form die als zoonotisch angesehen wird. Die Erreger werden vom Hund oral aus der Umgebung aufgenommen und über Faeces wieder ausgeschieden. Beim Menschen führen Giardien ebenso zu Symptomen im Bereich Magen-Darm-Trakt wie Durchfällen, Krämpfen, Erbrechen. Gerade bei älteren Menschen ist dies sicherlich besonders zu beachten, da hier leicht lebensbedrohliche Zustände durch Dehydratation auftrreten können. Zur Abwägung des Risikos sind jedoch folgende Punkte zu beachten. Damit es zu einer Erregerübertragung kommen kann, müssen folgende Konditionen erfüllt sein. Es muss ein erkrankter Hund als Träger vorhanden sein, der mit Giardien des Genotyps A infiziert ist. Von solch einem Hund muss kleine Mengen von Kot oral vom Menschen aufgenommen werden. Dies kann durch verschmutztes Fell beispielsweise erfolgen. Am häufigsten kommen Giardien bei Welpen und Junghunden vor, adulte Hunde sind weitaus seltener betroffen. Als Konsequenz bei der Verringerung einer möglichen Erregerübertragung ist also darauf zu achten, dass die Gesundheit des Hundes vor Einsatz im Bereich tiergestützter Therapie überprüft wird. Es sollten immer nur gesunde und auch erwachsene Tiere eingesetzt werden. Auch der Pflegezustand, also z. B. sauberes Fell sollte selbstverständlich sein. Werden diese Maßnahmen befolgt, verringert sich das Risiko auf ein sehr vertretbares Maß (Ballweber, Laura L., Xiao, Liua., Bowman, Dwight D., Kahn, Geoffrey., Cama, Vitaliano A, 2010).

Weitere parasitäre Zoonosen sind mögliche Wurminfektionen. Hier sind auf jeden Fall Spulwürmer wie Toxocara canis oder Toxascaris leonina zu nennen (GLICKMAN & SCHANTZ, 1981, S. 1). Diese beiden Spulwürmer sind an den Hund adaptiert und kommen beim Menschen vor, jedoch als Fehlwirt. Das bedeutet die Larvenformen können sich im Menschen nicht zu adulten Würmern entwickeln. Der Zyklus der Spulwürmer verläuft direkt, d.h. es ist kein Zwischenwirt für den Reproduktionszyklus der Würmer notwendig. Ein Hund nimmt Eier der Spulwürmer in der Umgebung auf. Diese Entwickeln sich zu Larven und dann nach einer komplizierten Migration im Hund zu adulten Würmern, die wiederum Eier produzieren, die dann mit dem Kot in die Umwelt abgegeben werden. Diese Eier können dann durch Schmierinfektion vom Menschen aufgenommen werden. Im Menschen entwickeln sich Larven, die als Larva migrans cutanea oder Larva migrans viszeralis auftreten können (Robertson & Thompson, 2002, S. 867). Die Larva migrans cutanea unternimmt im Organismus, in der Haut des Menschen Wanderungen und führt so zu Gewebeschädigungen. Larva migrans viszeralis wandern in inneren Organen wie Leber, Milz und Muskulatur. Diese Wanderungen resultieren zu Entzündungen, die je nach betroffenen Organ lebensbedrohlich sein können. Auch hier sind wieder vor allem Hundewelpen betroffen, die dann als Infektionsherd in Frage kommen. Neben den oben genannten Maßnahmen, soll hier noch auf regelmäßige Wurmbehandlungen des Hundes eingegangen werden. Durch regelmäßige Entwurmungen, des Hundes können Spulwürmer sehr effektiv bekämpft werden. Noch mehr Sinn macht es, regelmäßig Kotuntersuchungen beim Tierarzt durchführen zu lassen. So ist leicht herauszufinden, ob der Hund einen Wurmbefall hat und ob eine Therapie überhaupt sinnvoll ist. So ist leicht zu erreichen, den Therapiehund frei von Würmern zu halten und so das Risiko sehr gering zu halten.

Ein Bandwurmbefall ist eine weitere bekannte Zoonose. In Deutschland kommen Dipiylidium caninum (Gurkenkernbandwurm), Echinococcus multilocularis (Fuchsbandwurm), Echinococcus granulosus (Hundebandwurm) sowie Taenia hydatigena (Dickhalsige Bandwurm) vor.

Den Bandwürmern ist gemein, dass sie einen Zwischenwirt für die Entwicklung und Reproduktion benötigen (P. Craig & Pawłowski, 2002, S. 249).

Der Gurkenkernbandwurm ist der häufigste nachgewiesene Bandwurm des Hundes. Der Anfang des Zyklus ist die orale Aufnahme von Cysticercoiden, eine Art Larvenform, durch das Abschlucken von Flöhen. Die Larvenform benutzt als Zwischenwirt Flöhe, die wiederum auf Hunden sitzen können. Im Rahmen von Juckreiz oder Putzverhalten des Hundes werden so Flöhe oder Flohkot mitsamt den Larven aufgenommen. Die Cysticercoiden entwickeln sich dann im Magen-Darm-Trakt des Hundes zu adulten Bandwürmern. Diese reproduzieren sich im Darm der Hunde und setzen Eier ab, die mit dem Kot in die Außenwelt befördert werden. Diese werden von Flohlarven aufgenommen und vervollständigen so den Kreislauf. Der Mensch kann als Fehlwirt Flöhe versehentlich aufnehmen und sich so mit Cysticercoiden infizieren. Auf Grund der allgemein verbreiteten Hygiene der Menschen ist es nicht sehr wahrscheinlich, dass Flohlarven oral aufgenommen werden. Eine sinnvolle Maßnahme eine Infektion zu verhindern ist, einen möglichen Flohbefall des Hundes prophylaktisch zu begegnen. Hierfür sind Mittel beim Tierarzt zu erhalten, die bei regelmäßiger Anwendung eine Flohpopulation auf dem Hund verhindert. Die Zoonose ist also auch wiederum auf mehreren Ebene zu verhindern oder zumindest fast zu vermeiden. Die Infektion des Hundes mit dem Vektor, also den Flöhen kann wirksam unterbunden werden, vor alllem durch einfache Hygiene also keine orale Einnahme von Flöhe oder Flohkot.

Der Fuchsbandwurm ist eine potentiell gefährliche Zoonose. Es handelt sich um Echinicoccus multilocularis (P. S. Craig, Rogan, & Allan, 1996, S. 169). Dieser Bandwurm parasitiert bei Fuchsartigen vor allem dem Rotfuchs, der auch häufig in Deutschland vorkommt. Der Haushund kann jedoch auch als Wirt fungieren. Auch dieser Wurm ist auf einen Zwischenwirt angewiesen. Diese Funktion übernehmen meistens Wühmäuse. Der Mensch stellt wiederum einen Fehlwirt dar, und kann an der bläschenartigen Echinokokkose erkranken. Der Zyklus beginnt mit der Bildung von Eier durch adulte Fuchsbandwürmer im Darm vom Rotfuchs. Diese werden mit dem Kot in die Umwelt ausgeschieden. Daraufhin werden die Eier vom Zwischenwirt, also meist Wühlmäusen aufgenommen. In den Wühlmäusen entwickeln sich daraufhin Larvenformen, die Metazestode. Diese verkapseln sich im Gewebe des Wirt. Solch eine Kapsel ist vom umliegenden Gewebe abgegrenzt und wird oft vom Körper nicht oder erfolglos bekämpft. Es kommt nun zum weiteren Wachstum und zur Knospung. Das Ergebnis sieht makroskopisch wie eine mehrblasige gallertige Kapsel aus. Dies sind die bekannten Bandwurmfinnen (Eckert, J, 1997, S. 337). Da die Raumforderung im Wirtstier oft zur Schwächung ebendieses führt, fallen sie schnell dem Rotfuchs zum Opfer. So gelangen die Bandwurmfinnen in den Darmtrakt des Endwirts, also dem Rotfuchs. Hier entwickeln sich die Finnen zu adulten Würmern und können sich reproduzieren und Eier produzieren. So ist der Zyklus geschlossen. Gefährlich kann es für den Menschen werden, wenn er Fuchsbandwurmeier oral aufnimmt. Jetzt können sich die Larven im Gewebe des Menschen entwickeln. Das Krankheitsbild, die alveoläre Echinokokkose ist bedingt durch die Raumforderungen und Entzündungen sowie Nekrosen für die der Parasit verantwortlich ist. Je nach Organ kann dies zu einem lebensgefährlichen Verlauf führen. Die Infektion ist nur über die Eier der Bandwürmer möglich. Ein Risiko besteht also, wenn der Therapiehund Bandwurmeier ausscheidet und diese vom Menschen oral aufgenommen werden. Ein größeres Risiko wird Menschen bescheinigt, die in der Landwirtschaft arbeiten. Auch hier gilt wieder das Infektionsrisiko mittels Wurmbehandlungen des Hundes zu verringern (McManus, S. 1295).

Der Hundebandwurm, Echinococcus granulosus tritt selten in Deutschland auf. Sein Verbreitungsgebiet liegt in südeuropäischen Ländern, die am Mittelmeer liegen, dem nahen Osten, Nordafrika, Neuseeland sowie Südamerika. Das Auftreten des Hundebandwurmes hängt auch deutlich mit der Weidewirtschaft zusammen, da als Zwischenwirte vor allem Schafe in Frage kommen (Romig, T., Dinke, A., Mackenstedt, U, 2006). Die Bandwürmer produzieren im Darm des Hundes Eier die über den Kot in die Außenwelt gelangen. Dann werden sie ähnlich wie beim Fuchsbandwurm vom Zwischenwirt oral aufgenommen. Im Zwischenwirt entwickeln wiederum die Finnen in verkapselten Blasen im Gewebe. In diesen Blasen befinden sich tausende von infektiösen Larven. Der Hund als Endwirt nimmt nun die Finnen oral auf, z.B. wenn er Schaffleisch frißt. So kommen die Larven in den Magen-Darm-

Trakt des Hundes und vervollständigen den Zyklus mit der Eiablage der adulten Würmer. Ein Problem tritt auf, wenn der Mensch sich infiziert, da er als Fehlwirt große gesundheitliche Probleme bekommen kann. Der Mensch kann sich, anders als beim Fuchsbandwurm auf zwei Wegen infizieren. Über die orale Aufnahme von Bandwurmeiern, die mit dem Kot der Hunde ausgeschieden werden und auch über die Aufnahme von infiziertem Fleisch von Zwischenwirten. Dies ist möglich, wenn der Mensch ungekochtes Fleisch von Schafen zu sich nimmt. Bei der Risikoanalyse ist daran zu denken, dass der Hundebandwurm in Deutschland sehr selten vorkommt. Ist der Hund aus südlichen Ländern, kann er als Ausscheider von Eier fungieren, die infektiös sind. Es muss also wieder darauf geachtet werden, dass die eingesetzten Therapiehunde kontrolliert werden auf Wurmbefall und dann in Folge ggf. behandelt werden. Das Risiko des zweiten Infektionswegs über infiziertes Fleisch ist durch gutes erwärmen, also Kochen des Fleisches zu eliminieren. Insgesamt sind mögliche Bandwurminfektionen im Rahmen einer tiergestützten Therapie als möglich einzustufen, jedoch als sehr unwahrscheinlich, wenn die richtigen Maßnahmen getroffen werden. Diese sind einfach durchzuführen: eine Kotuntersuchung, die eine native sowie eine Flotationsuntersuchung beinhaltet, ist eine Routineuntersuchung beim Tierarzt. So kann eine mögliche Infektion des Hundes diagnostiziert werden und als Folge vom Tierarzt eine Therapie eingeleitet werden. Des weiteren ist auf Hygiene zu achten, wie Händewaschen und Fellpflege des Hundes. Mit diesen vergleichsweise einfachen Maßnahmen ist eine Bandwurminfektion und daraus folgende erste klinische Echinokokkose zu verhindern.

Immer eine mögliche Gefahr stellen bakterielle Infektionen vor allem für geriatrische Patienten dar.

Erreger wie E. coli, Salmonellen oder Campylobacter sind bei geschwächten Patienten bedeutend gefährlicher als bei gesunden erwachsenen Menschen. Auch der Hund kann Träger, dies auch symptomlos dieser Erreger sein. Hunde können ebenso an Bakterien erkranken wie der Mensch. So können Salmonellen oder E.coli ebenfalls zu Magen-Darm-Symptomen wie Durchfall oder Erbrechen führen. Infektiöse Bakterien sind dann vermehrt im Kot oder in Erbrochenem zu finden. Durch orale Aufnahme dieser kann sich der Mensch infizieren.

Laut Bundesinstitut für Risikobewertung stellen immer noch bakterielle Zoonosen wie Campylobacter, Listerien und Salmonellen die häufigsten Zoonosen dar. Diese sind aber zu großem Maße lebensmittelbedingte Erkrankungen wie z.B. Salmonellen, die im EU-Raum immer noch am häufigsten durch Geflügel und Geflügelprodukte übertragen werden.

Um Infektionen bakterieller Herkunft über den Hund vorzubeugen, sollte niemals ein Therapiehund mit Krankheitssymptomen eingesetzt werden. Sollten Symptome wie Durchfall oder Erbrechen auftreten, sollte ein Tierarzt aufgesucht werden und mit dem Einsatz als Therapiehund ausgesetzt werden.

Weitere Zoonosen, die auftreten können sind möglicher Befall mit Flöhen oder Zecken. Ein Flohbefall kann durch direkter Übertragung zustande kommen. Flöhe die auf dem Hund vorhanden sind, können in die Umgebung springen oder direkt auf einen Menschen. Dieser lästige Parasit ist wie oben besprochen ein Vektor für den Gurkenkernbandwurm. Außerdem können Flöhe zu Juckreiz und kleinen lokalen Entzündungen der Haut führen. Eine prophylaktische Therapie des Hundes sowie eine gute Umgebungshygiene sollte das Risiko deutlich reduzieren.

Ebenfalls können auf gleichem Wege Zecken übertragen werden. Hier ist zu beachten, dass Zecken als Vektor für verschiedene Krankheitserreger fungieren können. Hier sind die Lyme-Borreliose und FSME zu nennen.

Lyme-Borreliose wird durch Bakterien der Spezies Borrelia burgdorferi sensu latu ausgelöst. Es kommen mehrere für den Menschen pathogene Genospezies wie Borrelia burgdorferi sensu stricto, B. garinii, B. afzelii, B. bavariensis, B. spielmanii vor. Die Zecke, meist Ixodes ricinus, der Gemeine Holzbock, saugt Blut an verschiedenen Säugetieren wie Rotwild, Rehwild, Kleinsäuger. Auch der Mensch kann von einer Zecke gebissen werden. Die Infektionswahrscheinlichkeit mit Borrelien nach einem Zeckenbiss wird in den ersten 8 h als gering eingeschätzt, steigt aber nach 18h deutlich (Runge, Keyserlingk, & Berke, 2010).Hier ist der Ansatz auf jeden Fall von Zecken befallene Hunde nicht für die Therapie zu verwenden und die Tiere regelmäßig in Zeit der Zeckensaison auf Zecken abzusuchen. Ebenso kann eine prophylaktische Therapie mit Repellenten erfolgen.

Ein weiterer Erreger, der durch Zecken übertragen wird, ist der FSME-Virus (Bauerfeind, 2013, S. 39). Der Virus ist für die humanpathogene Frühsommer-Meningoenzephalitis verantwortlich. Der Virus, ein Flavivirus kann nicht nur über Zecken übertragen werden sondern auch über Rohmilch infizierter Tiere.

Die Krankheitssymptome äußern sich durch Entzündungen des ZNS und kann tödlich verlaufen.

Auch hier sind die oben beschrieben Maßnahmen gegen Zecken sehr wirkungsvoll und können so das Risiko deutlich senken.

Fazit: Zoonosen sind immer ernst zu nehmen, da teilweise gefährliche Krankheitserreger übertragen werden können. Gerade bei geriatrischen Patienten sind besondere Vorsicht geboten und daher immer eine Risikobewertung durchzuführen. Diese muss jedoch mit Wissen der Materie und der Übertragungswege geschehen. So ist es häufig mit sehr einfachen Maßnahmen zu schaffen, das Risiko deutlich zu minimieren. Wird schon die Grundvoraussetzung, nur mit einem klinisch gesunden Hund tiergestützte Therapie durchzuführen, erfüllt, ist das Risiko schon sehr deutlich reduziert. Dazu kommt immer die Einhaltung einer guten Hygiene mit dem Patienten sowie mit dem Hund. Wird so verfahren steht sicherlich nichts dem Einsatz von Therapiehunden im Wege.

Literaturverzeichnis

Bauerfeind, R. (2013). *Zoonosen: Zwischen Tier und Mensch übertragbare Infektionskrankheiten* (4. Aufl.). Deutscher Ärzte-Verlag.

Beck, W., & Pantchev, N. (2008). *Parasitäre Zoonosen. Bild-Text-Atlas* (1., Aufl.). Schlütersche.

Craig, P., & Pawłowski, Z. (2002). *Cestode Zoonoses: Echinococcosis and Cysticercosis: An Emergent and Global Problem.* IOS Press.

Craig, P. S., Rogan, M. T., & Allan, J. C. (1996). Detection, Screening and Community Epidemiology of Taeniid Cestode Zoonoses: Cystic Echinococcosis, Alveolar Echinococcosis and Neurocysticercosis. In R. M. and D. R. J.R. Baker (Hrsg.), *Advances in Parasitology* (Bd. 38, S. 169–250). Academic Press.

Tieraerzteblatt,_Vektor-uebertragene_Erreger,_2012.pdf. (o. J.). Abgerufen von http://www.bayceer.uni-bayreuth.de/bayceer/en/pub/pub/106067/Tieraerzteblatt,_Vektor-uebertragene_Erreger,_2012.pdf

McManus, Donald P., Zhang, Wenbao. Echinococcosis (2003).

Enk, P. D. C. D., Gardlo, K., Hochberg, M., Ingber, A., & Ruzicka, T. (2003). Kutane Leishmaniose. *Der Hautarzt, 54*(6), 506–512.

Barr, SC., Bowman, DD.(1994) Giardiasis in dogs and cats.

Ballweber, Laura L., Xiao, Liua., Bowman, Dwight D., Kahn, Geoffrey., Cama, Vitaliano A. (2010) Giardiasis in dogs and cats: update on epidemiology and public health significance.

GLICKMAN, L. T., & SCHANTZ, P. M. (1981). Epidemiology and pathogenesis of zoonotic toxocariasis. *Epidemiologic Reviews, 3*, 230–250.

J, Eckert. (1997). Epidemiology of Echinococcus multilocularis and E. granulosus in central Europe. *Parassitologia, 39*(4), 337–344.

King, A. A., Haagsma, J., & Kappeler, A. (2004). Lyssavirus infections in European bats., 221–241.

Lazri, T., Duscher, G., Edelhofer, R., Bytyci, B., Gjino, P., & Joachim, A. (2008). Infektionen mit arthropodenübertragenen Parasiten bei Hunden im Kosovo und in Albanien unter besonderer Berücksichtigung der Leishmanieninfektionen. *Wiener klinische Wochenschrift, 120*(4), 54–

Tordo, N., Bahloul, C., Jacob, Y., Jallet, C., Badrane, H.,(2005). Rabies: epidemiological tendencies and control tools. *Developments in Biologicals, 125*, 3–13.

Ready, PD. (2008). Leishmaniasis emergence and climate change. *Revue Scientifique et Technique (International Office of Epizootics)*, *27*(2), 399–412.

Robertson, I. D., & Thompson, R. C. (2002). Enteric parasitic zoonoses of domesticated dogs and cats. *Microbes and Infection*, *4*(8), 867–873.

Runge, P. D. M., Keyserlingk, D. M. von, & Berke, D. O. (2010). Hohe Prävalenz von Borrelien in Zecken aus den Revieren von drei niedersächsischen Landesforstämtern - ein potenzieller Borrelien-Hotspot? *Journal für Verbraucherschutz und Lebensmittelsicherheit*, *5*(3–4), 371–375.

Ashford, RW.(2000). The leishmaniases as emerging and reemerging zoonoses.

Romig, T., Dinke, A., Mackenstedt, U. (2006). The present situation of echinococcosis in Europe.

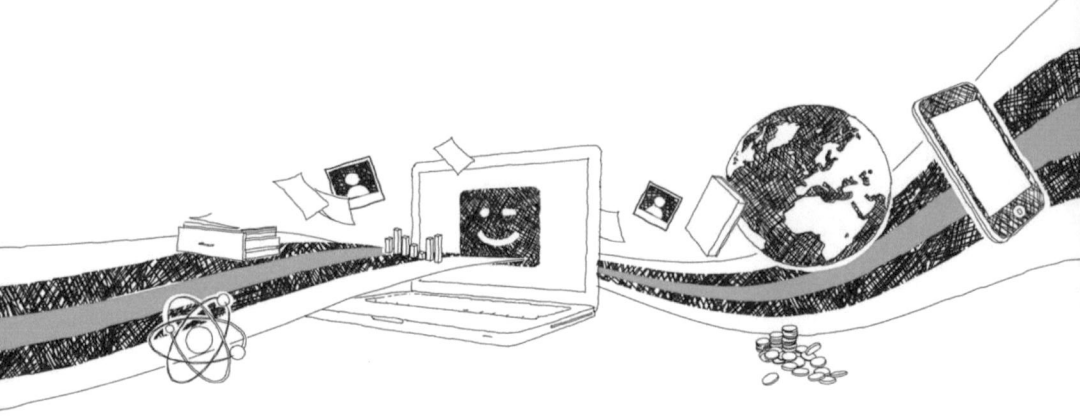
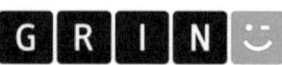